P. HOFFMANN

LES

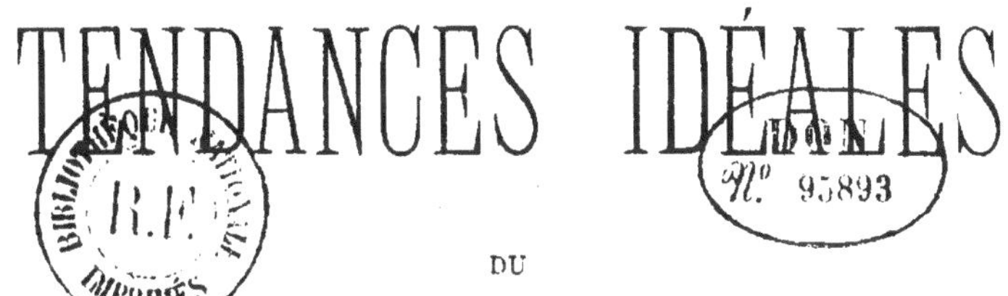

TENDANCES IDÉALES

DU

VÉGÉTARISME

Prix : 30 centimes.

Publications végétariennes
de la S. V. de F., 13, rue Froissart, Paris.

LES TENDANCES IDÉALES

DU

VÉGÉTARISME (1)

I

Le premier végétarien que j'eus le bonheur de rencontrer, me dit à la fin d'un long entretien : « Croyez-moi, le végétarisme donne à l'homme une conception plus idéale de l'univers. » Ce mot est resté dans ma mémoire; malgré moi, il s'est imposé toujours de nouveau à mon attention et souvent je me suis surpris répétant tout bas : « Le végétarisme donne à l'homme une conception plus idéale de l'univers. » Ainsi je ne pus m'empêcher de méditer cette parole, qui sonnait à mon oreille comme une promesse, et lorsque j'eus résolu moi-même d'exclure la chair animale de ma nourriture, je m'appliquai également à observer les effets que le régime végétal aurait sur mes idées et sur mes sentiments. C'est le résultat de ces méditations et de ces expériences que je tâcherai d'exposer ici.

Certes, il y a dans le végétarisme des tendances idéales. Je ne veux pas dire par là que tout végétarien, quel qu'il soit, ait nécessairement un idéalisme supérieur à celui de tout autre homme qui n'est pas acquis à ce mode d'alimentation. L'histoire du passé se chargerait de réfuter pareille exagération. Si quelques-uns des plus grands représentants de l'idéalisme ont été végétariens, d'autres, non moins grands, n'ont pas été végétariens ; ils ont continué à se nourrir conformément aux usages reçus. Mais je veux dire qu'il y a dans le végétarisme, dans ce simple régime hygiénique, une force, une vertu com-

(1) Conférence faite à la Société végétarienne de Belgique, le 9 avril 1900.

plémentaire qui porte l'homme vers l'idéal. Conséquemment, si nous prenons deux hommes dont les talents intellectuels et les dispositions morales sont égaux, mais qui suivent l'un le régime carné, l'autre le régime végétal, celui-ci se rapprochera le plus de l'idéal, il le connaîtra avec le plus de clarté et le réalisera avec le plus de perfection dans sa vie, ou du moins, s'il ne s'en approche pas plus, il y marchera beaucoup plus facilement et sans dépenser autant d'énergie volontaire que le premier. Dans sa diète il possède un pouvoir additionnel que l'homme créophage ne possède pas, et ce pouvoir agira en tout cas, sans même que sa volonté ait besoin d'intervenir. Aussi n'est-ce pas aller trop loin que d'affirmer que si nous prenons le même homme, le végétarisme lui donnera en règle générale une conception plus idéale de l'univers et une condition plus parfaite que celle à laquelle cet homme se serait élevé en mangeant de la viande et en se servant des autres stimulants toxiques. Son régime a des tendances idéales, et c'est là le sens précis que j'attribue à la parole citée tantôt.

D'ailleurs, une proposition semblable se rencontre fréquemment dans la bouche des végétariens. Peu, en effet, seraient disposés à avouer que le végétarisme soit une simple affaire de diète et d'alimentation, une pure question d'estomac. Au contraire, presque tous, ou dirai-je, tous soutiennent qu'il présente un côté moral, un côté social, un côté religieux; en d'autres termes, ils soutiennent que le végétarisme a des rapports avec des domaines que nous ne pouvons pas nous représenter sans concevoir quelque idéal, et certains fervents voudraient même l'ériger expressément en système de philosophie. Si ceux-ci paraissent dépasser les limites convenables, le consentement presque unanime des végétariens anciens et modernes ne constitue pas moins une présomption en faveur des tendances idéales de leur doctrine, et il nous suggère une raison de plus pour rechercher si ces tendances existent et en quoi elles consistent.

II

Il y a plusieurs manières de comprendre l'idéalisme, et sans doute le terme implique beaucoup de choses et des choses différentes pour différentes personnes. Mais quelles que soient les données positives que le terme comprend, on semble être d'accord pour exclure de sa sphère au moins un élément. Personne, je crois, n'appellerait idéaliste celui qui se proposerait comme unique, comme seule fin de sa conduite les plaisirs des sens, les jouissances matérielles ou la santé physique. Un tel homme mériterait, au contraire, le nom de matérialiste, et ce serait un grand avantage de la diète végétarienne si l'on pouvait montrer qu'elle tend à nous éloigner de cette doctrine et de cette pratique. Elle écarterait ainsi un des obstacles les plus puissants et les plus universels qui s'opposent aux inclinations supérieures du genre humain. Car le matérialisme moral est très répandu, bien plus répandu qu'on ne saurait imaginer, non seulement chez cette classe du peuple dont l'unique souci parait être de gagner du pain, mais, grâce à la constitution sociale qui a fait du travail intellectuel une source de revenus, chez ceux-là mêmes qui, par leur profession, devraient être animés d'un amour désintéressé du vrai, du bien et du beau.

En effet, plus d'une fois, en voyant tel représentant de la science, de la religion ou de l'art, l'on est amené à se demander douloureusement quel en est le véritable but suprême, si c'est réellement l'art, la religion, la science, ou si ces choses ne lui servent pas plutôt de moyens d'accumuler de la fortune et de jouir de plaisirs sensuels prétendument plus raffinés. De son côté, le peuple, observant l'exemple des classes dirigeantes et des gens parvenus, ne peut naturellement pas s'empêcher de croire que ce qu'il faut rechercher de préférence, en premier et en dernier lieu, c'est le bien-être matériel, c'est de bien manger et de bien boire, j'entends de manger tous les jours deux ou trois fois de la viande et de boire tous les jours les boissons les plus fortes et les plus chères. Le rôti et la bouteille de vin au dîner, — voilà l'idéal pour lequel il travaille et il peine, et il s'imagine que ceux qui ont atteint ce bel idéal, sont au comble du bonheur.

Est-ce que donc le végétarisme, qui est cependant surtout une doctrine hygiénique, pourrait contre-balancer cette tendance au matérialisme moral ?

Un point, je pense, sera accordé par tout le monde : c'est que le végétarisme favorise *la tempérance et la vie simple*. Je puis très bien me représenter un adhérent de la diète carnée mangeant trop, buvant trop et sortant quelque peu grisé d'un dîner pour se rendre de là à d'autres lieux de débauche, — mais montrez-moi le végétarien qui ferait de même? C'est la viande et son acolyte inévitable, l'alcool, qui sont la cause de ces excès, parce que l'excitation qu'ils produisent ne saurait se maintenir que par des doses toujours renouvelées et toujours augmentées. Le végétarien, qui n'use pas de ces substances toxiques, est par là même soustrait à tout danger d'aller au delà du besoin naturel et nécessaire. Comme l'a dit un des pères du végétarisme, Théodore Hahn (1) : « La nourriture simple, naturelle de l'homme, préparée sans addition de piments... a juste assez d'attrait pour apaiser la faim, pas plus; en prenant cette nourriture, on ne court aucun risque de dépasser la mesure et d'avoir des indigestions, la tête lourde et le cerveau incapable de travail intellectuel. »

Ce mot est vrai. La nourriture naturelle a en effet ce grand avantage : elle règle pour ainsi dire elle-même la quantité d'aliments dont l'homme a besoin. Seulement, pour que ce résultat soit obtenu, il faut que la nourriture qu'on prend soit réellement celle que la nature nous a destinée, et il faut que l'être qui la prend et les organes de cet être se trouvent réellement dans un état normal et sain. Tel n'est pas le cas de tous les végétariens, surtout de ceux qui viennent de se convertir après avoir suivi le régime animal pendant un grand nombre d'années. Aussi observe-t-on quelquefois chez eux une tendance à donner dans l'excès, à faire bonne chère à leur façon. Est-ce la conséquence de leurs organes déformés ou des fonctions digestives dérangées? Est-ce simplement l'effet d'une routine vicieuse contractée dans l'ancien régime et transportée mécaniquement dans le nouveau? Est-ce parce que, étant toujours sous l'impression de l'idée qu'il faut pour vivre une forte dose de matières azotées, ils ont peur de perdre leurs forces

(1) *Die naturgemässe Diät*, I, p. 182.

s'ils n'ingurgitent d'énormes quantités d'aliments? Est-ce le charme tentateur de plaisirs inconnus jusqu'alors? Je ne le sais pas. Chez l'un, ce sera plutôt ceci, chez l'autre, ce sera cela. Peut-être n'est-ce souvent que l'habitude de manger trop vite sans mâcher convenablement, ce qui est la manière des carnivores. Rien, en effet, ne nous abuse tant sur nos besoins et rien ne nous induit tant à dépasser la mesure qu'une mastication superficielle et insuffisante. Les gourmands et les gloutons ne savent pas mâcher, ils ont toujours hâte d'avaler. Il suffit d'avoir appris à mâcher comme il faut pour être à l'abri de tout excès et de toute indigestion. Or, plus le végétarien pénètre l'esprit de son régime, plus il préfère, en véritable frugivore, le pain et les fruits, — et plus il est forcé de manger lentement et d'être tempérant. C'est donc autant la qualité de la nourriture elle-même que la nécessité d'une appropriation convenable qui produisent la sobriété chez les adhérents de la diète végétale.

Les mêmes causes tendent à faire préférer également la vie simple et frugale. Quand on commence à bannir de sa table la chair, l'alcool et toutes les épices échauffantes, on croit peut-être encore qu'il faut plusieurs plats à chaque dîner et que l'un ou l'autre au moins doit être d'origine lointaine, se distinguer par sa rareté et sa cherté. Dans son ouvrage sur le végétarisme (1), le Dr Bonnejoy communique quelques menus de banquets de l'ancienne *Société végétarienne de France*. L'un d'eux n'énumère pas moins de dix plats et six espèces de dessert; un autre comprend, outre les accessoires, cinq plats. Ce sont là simplement des imitations des grands dîners traditionnels, qui se composent presque exclusivement de plats de viande. Mais ces imitations, auxquelles quelques végétariens novices se plaisent par-ci par-là, me semblent avoir un caractère prononcé de dilettantisme; tout au plus forment-elles une expérience qui, je n'en doute pas, ne sera pas répétée trop souvent, ou une exception qui ne saurait devenir la règle. Car si le végétarien est conséquent, s'il persiste, il trouvera bien-

(1) *Le Végétarisme et le Régime végétarien rationnel* (Paris, Baillière, 1891), p. 320.

tôt autant et plus de jouissance dans un repas simple que dans ces longues suites de mets dont il ne peut qu'effleurer les saveurs sans en goûter vraiment aucune. Dès que ses nerfs gustatifs et olfactifs seront revenus à leur état naturel et auront repris leur ancienne fraîcheur et leur finesse, il fera de véritables découvertes dans le domaine du goût, et il apprendra de plus en plus à se contenter d'une nourriture assez uniforme.

Cela ne veut pas dire qu'il exclura absolument la variété. La variété, la nouveauté nous réjouissent en effet, et une même excitation prolongée trop longtemps perd son agrément. Mais le goût du végétarien, qui est plus vif et plus pénétrant que celui du créophage, sait aussi mieux supporter une stimulation prolongée et n'arrive pas aussi rapidement au point culminant pour retomber dans l'indifférence ou dans l'aversion. Le nécrophage lui, a besoin de changements fréquents, parce qu'il a vite assez de chaque plat de viande, et même, malgré toute la variété qu'il introduit dans ses dîners, il ne pourrait se défendre du dégoût s'il n'avait recours aux piments et aux sauces piquantes. Tel n'est pas le cas de celui qui se nourrit de fruits, de céréales et de légumes On s'est étonné quelquefois que nous puissions prendre certains aliments à tous nos repas, sans jamais nous en lasser sensiblement. Le pain est de ce genre, et qui ne pourrait pas manger des fruits à toute heure? Mais essayez si la viande permet cet usage constant : — j'ose vous le prédire, vous ne tarderez pas à avoir la nausée (1).

Ces faits, qui me semblent être avérés, s'expliquent de la façon que je viens d'indiquer : les nerfs se fatiguent moins vite à goûter les aliments naturels; leur force de jouir suffit précisément pour la quantité de nourriture qu'il faut à chaque repas et, dans certaines limites, leur condition est telle que la jouissance augmente avec l'usage prolongé. Il en résulte que le végétarien conséquent finit toujours par retourner à la vie simple, et s'il n'exclut pas la variété, il la recherche moins qu'il ne profite de cette variété que les saisons lui offrent, mais en variant plutôt les différents repas qu'en les composant de plats variés.

(1) J'ai fait moi-même l'expérience autrefois — sur prescription médicale.

D'ailleurs, je ne sais si l'économie admirable de la nature qui fait en général de la nourriture saine la nourriture la plus délicieuse, ne s'étend pas aux saisons. Au moins dit-on vulgairement qu'il faut manger chaque chose à sa saison, parce que c'est alors que chaque chose a meilleur goût. Ce que je crois savoir, c'est que le végétarien, qui n'est pas aussi avide de variété que le nécrophage, et qui, possédant un goût fin, n'est pas autant que celui-ci dupe de ses imaginations et de ses illusions, — c'est que le végétarien n'éprouvera aucun besoin de manger les aliments hors de leur saison, par exemple, des fraises fraîches, mais insipides en hiver. Sous ce rapport encore, il tendra à la plus grande frugalité et il se conformera à la nature.

Il faut donc bien accorder que le végétarisme est favorable à la vie simple et sobre. A moins de dispositions particulièrement anormales, l'individu qui ne vit que de végétaux, ne commettra pas d'excès de bonne chère et le luxe de la table lui répugnera. Il n'en a pas moins de plaisir; au contraire, sa diète, tout en le rendant sain et fort, lui procurera aussi les jouissances les plus douces. Plaisir physique et santé sont deux choses qui sont en parfaite harmonie chez lui; leur divorce n'existe que chez le nécrophage, qui sacrifie sa santé ou plusieurs années de sa vie à des plaisirs en grande partie imaginaires et nuisibles.

III

Mais alors, dira-t-on, s'il en est ainsi, comment le végétarisme peut-il élever l'homme au-dessus de l'idéal matérialiste? Car le bien-être matériel, si nous faisons abstraction de la fortune, qui n'est qu'un moyen de l'assurer, — ne se réduit-il pas à la santé et aux plaisirs des sens?

Il y a eu, en effet, des matérialistes qui ont été végétariens, et parmi eux le plus célèbre de tous, le père de la doctrine, Épicure. Il n'y a aucun doute qu'Épicure n'ait été végétarien et qu'il n'ait prêché la vie simple et frugale, malgré la légende qui le considère, lui et ses disciples, comme des viveurs et des débauchés (1). Mais cet exemple est particulièrement instructif à notre point de vue; car il est vrai aussi qu'Épicure n'a pas seulement mené une vie sobre, conforme à sa doctrine, mais encore qu'il a pratiqué la bonté et l'humanité (2). Il a été supérieur à sa doctrine, et puisque nous sommes ordinairement inférieurs aux doctrines morales que nous professons, ce fait exceptionnel doit avoir sa cause spéciale, et j'incline à trouver cette cause dans le végétarisme du philosophe.

On rencontre de même certains végétariens qui, sans adhérer positivement à une théorie, semblent faire de la santé leur unique bien : tellement ils en sont préoccupés et surtout tellement ils en sont heureux. Ce sont les nouveaux convertis, particulièrement ceux qui doivent à leur changement de régime une guérison demandée quelquefois en vain aux autorités médicales les plus renommées. On comprend donc toute la valeur qu'ils attachent à ce bien, dont ils étaient privés si longtemps, et on se réjouit de les entendre vanter leur bonheur reconquis. Mais ce n'est là qu'une disposition passagère et cette même santé, dont ils sont ravis, ne manquera pas de les porter à des formes supérieures d'activité.

La raison en est très simple : il faut qu'une énergie accumulée soit dépensée, et le régime végétal, beaucoup plus que le régime carné, pur ou mixte, accumule de l'énergie en

(1) Voici un des passages les plus explicites; il se trouve dans le livre de Porphyre sur *l'Abstinence* (I, 48) : « Il est évident que la plupart des Épicuriens, *suivant en cela le maître lui-même,* se contentaient *de pain d'orge et de fruits,* et leurs écrits sont remplis de passages expliquant que la nature demande peu de chose, et démontrant que les aliments simples et faciles à procurer suffisent pour en apaiser les besoins nécessaires. » — C'est seulement à la lumière du végétarisme d'Épicure qu'on comprend bien certaines doctrines de ce moraliste et notamment le mot connu : « Avec du pain et de l'eau, le sage est aussi heureux que Jupiter. »

(2) Dans son ouvrage *De Finibus bonorum et malorum* (II, 25, 80), Cicéron critique la théorie des Épicuriens sur l'amitié. On lui objecte : « Mais Épicure lui-même a cultivé l'amitié. » Alors il répond par cette question oratoire : « Qui est-ce qui nie qu'il n'ait été homme de bien, plein de bonté et d'humanité? — *Quis, quæso, illum negat et bonum virum et comem et humanum fuisse?* »

nous, nous incite au travail et nous y fait persévérer sans nous abattre par une fatigue hâtive. L'organisme moins occupé par l'assimilation de la nourriture et l'élimination des déchets de toute espèce que produit le processus vital, garde un excédant de forces, qu'il tend à appliquer aux choses d'un autre ordre. Quand même le végétarien pourvoirait littéralement à son pain, il serait encore assez dispos pour se consacrer à une besogne plus élevée. Tolstoï, dans sa vieillesse, laboure ses champs et trouve le temps d'écrire de longs romans.

Mais en admettant que le végétarisme nous donne réellement un surplus de forces plus considérable que la diète traditionnelle, où est la garantie que ces forces se dépensent dans la direction et au profit de l'idéal?

Je vois la garantie de ce bon usage dans l'absence d'excitations anormales et dans la modération des passions que le régime végétal nous procure à un si haut degré. La viande, ainsi que l'alcool, est un excitant toxique. Cette vérité a été démontrée par la science, et je considère ce point comme acquis (1). Les excitants toxiques, il est vrai, paraisssent, à première vue, exalter nos facultés plus nobles ; mais c'est une illusion. Ils donnent du travail à l'organisme et irritent par là momentanément l'imagination, à peu près comme certains troubles fonctionnels nous donnent des rêves. Cependant, ces effets sont de courte durée, ils sont incohérents et ne présentent pas du tout les quaiités qu'on reconnaît aux objets propres d'un esprit logique, d'une imagination poétique ou d'un cœur dévoué. On peut être certain que les créations de la science, de l'art ou de la morale ont été conçues plutôt dans le calme que dans la tempête des fonctions cérébrales. Du reste, l'alcool prouve la chose d'une façon visible : son usage constant, même modéré, abrutit et abêtit au lieu d'humaniser, de spiritualiser, et si l'usage constant de la viande n'agit pas dans la même mesure, il ne laisse pas de produire des effets appréciables. En un mot, j'estime que le propre des excitations anormales et toxiques est non pas d'élever les facultés humaines, mais de

(1) V. Mme Kingsford, *De l'alimentation végétale chez l'homme.* Paris, 1880, thèse, p.42.

les abaisser, de nous retenir plutôt autour du corps et de ses biens que de nous diriger vers des régions plus hautes. Or, s'il en est ainsi, l'absence de ces excitants conservera à nos aspirations leurs tendances naturelles, et là où ils ont été employés, le retour au végétarisme opérera comme une délivrance et comme un affranchissement.

Ce n'est pas seulement en surchargeant l'organisme, en ralentissant le travail de l'assimilation et en augmentant celui de l'excrétion que les toxiques entravent les penchants supérieurs, mais encore ils disposent l'homme à toutes sortes de passions, tandis que le régime qui en est exempt, tend à diminuer celles-ci, quelquefois à les faire disparaître entièrement. Il me semble impossible de nier ces effets différents. D'abord, puisque le régime végétal est synonyme de tempérance et de simplicité, toutes les passions très nombreuses qui ont pour objet les plaisirs de la table, doivent nécessairement s'affaiblir et même s'éteindre dans le cœur d'un véritable végétarien. Je ne conçois pas un adhérent de cette diète allant le vendredi saint dans une ville maritime pour se gorger de poisson ou allant dans le Midi pour savourer des fruits rares. Il n'envie aux riches ni leurs grands crus de Bourgogne ni leurs pâtés de foie gras.

De plus, même les passions qui s'attachent à la propriété, deviennent moins vives chez celui qui est convaincu du *peu* qu'il faut pour vivre, et à moins d'être réellement convaincu de cela, à moins de s'abstenir de la viande et de l'alcool par des principes d'hygiène clairement compris, l'on n'est pas végétarien parfait. C'est ce qui explique l'apparente exception des campagnards à l'endroit de la propriété. Car ils ne sont pas des végétariens *purs, persuadés;* ils sont plutôt circonvenus par l'idée contraire : ils mangent du pain bis par nécessité, mais ils convoitent la bonne chère et les bons vins. On pourrait aussi ajouter que leur nourriture végétarienne n'est ordinairement pas ce qu'elle devrait être.

La diète naturelle de l'homme est sédative et calmante ; la diète animale, qui s'oppose à la nature humaine, met l'agitation et le trouble dans notre corps d'abord, dans notre âme ensuite. Comme les passions s'accompagnent toujours de certains mouvements physiques, la présence de certains mouvements constitue pour ainsi dire un germe de passion, que le moindre aliment risque de développer. Tout le monde sait quelle bagatelle suffit parfois pour allumer la fureur d'un homme pris de boisson. En ce qui concerne la viande, on ne semble rien voir jusqu'ici, parce qu'on peut à peine juger de la différence sous ce rapport entre les végétariens et les créophages, probablement aussi parce que les effets sont moins forts. Mais ils existent, à coup sûr. Si les gens civilisés d'Europe et d'Amérique, et de certains pays plus que d'autres, semblent de plus en plus livrés aux passions et aux emportements, peut-être faut-il voir une des causes au moins de ce triste phénomène dans la nourriture animale que ces mêmes hommes préfèrent dans leur alimentation.

D'ailleurs, quelques observations ont déjà été faites sur des individus. Ainsi le docteur américain Graham soutient, dans sa conférence sur la chasteté (1), en se fondant sur son expérience de médecin, non seulement que l'usage libre de la viande et des autres échauffants accélère l'époque de la puberté, mais encore que cet usage augmente l'irritabilité des nerfs et développe prématurément les passions sexuelles. Dans une note ajoutée par le Dr Shearman, je trouve une histoire qui donne beaucoup à réfléchir (2). L'auteur raconte sa visite dans une famille distinguée par son bien-être, sa délicatesse et sa piété. La mère, qui était un modèle de vertu chrétienne, ne négligeait rien pour élever bien ses trois enfants, et tout promettait les plus heureux résultats. Après un espace de dix-huit ans, l'auteur arrive de nouveau chez cette même famille, et voici ce qu'il rapporte :

« Que je m'étais trompé dans le caractère des enfants ! Je les trouvai irritables, passionnés, querelleurs, se disputant entre eux, extrêmement méchants et ayant peu de respect pour leurs parents. Ils estimaient fort peu la religion et les institutions religieuses, et ils semblaient supporter avec peine l'autorité de leurs parents. La fille aînée surtout avait un caractère

(1) Je cite d'après l'édition allemande : Prof. Dr S. Graham, *Eine Vorlesung für junge Männer über Keuschheit*, 6e éd., Leipzig, Grieben, 1894, pp. 24 et 35.

(2) *Loc cit.*, p. 63.

malheureux. A peine un jour se passait-il sans qu'elle n'eût une querelle violente soit avec sa mère, soit avec un autre membre de la famille. Sa susceptibité extrême et son humeur querelleuse la rendaient mécontente d'elle-même. Mais avant tout je fus étonné de sa lasciveté.....

« Lorsque je lui remontrai sa conduite, il me fut impossible, à mon grand étonnement, d'éveiller en elle aucun sentiment moral. En vain en appelai-je à ses sentiments religieux ; elle déclara qu'elle n'éprouvait ni remords ni repentir de ses actions.

« En continuant mon enquête, je m'aperçus que cette lasciveté n'était pas restreinte à la fille aînée ; tous les enfants en étaient infectés plus ou moins, selon l'âge de chacun. »

Le Dr Shearman accompagne ce récit du commentaire suivant : « Nous aurions donc ici un cas où les plus grands efforts d'une pieuse mère auraient absolument manqué leur but. Mais un examen plus attentif nous montrera une faute capitale commise dans l'éducation de ces enfants, faute qui devait déjouer complètement toute bonne mesure. Malgré sa tendresse, sa piété et son honnêteté, cette mère négligea entièrement de tenir compte des rapports qui existaient entre les corps et les âmes de ses enfants, entre leurs habitudes diététiques et leur caractère moral. En vérité, sa table devint un piège pour eux ; car on faisait tous les jours excellente chère dans cette maison. La mère se vantait elle-même d'avoir la meilleure table de toute la ville. Des plats de viande fortement épicés, des gâteaux lourds, toute autre espèce de mets rares et délicats, des condiments en abondance, du café et du thé forts, peut-être un verre de vin à l'occasion : tout cela formait la nourriture ordinaire de ces enfants. Les conséquences étaient telles qu'on devait les attendre. Le chagrin et les larmes furent la récompense de la tendresse de cette mère Ah ! combien de parents contribuent activement sans le savoir à ruiner leurs enfants et leur race ! »

J'ai cité ce passage, parce qu'il est de nature à montrer clairement l'influence du régime alimentaire et en particulier des excitants et des repas plantureux sur deux sortes de passions dont je n'ai pas encore parlé, sur les passions sexuelles et sur les passions sociales. Mais je ne m'étendrai pas sur celles-là :

la note du Dr Shearman est assez explicite. Je me contenterai seulement d'ajouter qu'un médecin qui est à même de juger en connaissance de cause, m'a confirmé de tout point les effets désastreux des excès de viande sur les jeunes gens, et il paraît réellement, d'après cela, que la chair rend l'homme charnel. Il y a là peut-être quelque chose de plus que l'excitation nerveuse produite par les stimulants, des agents qui ne sont pas encore parfaitement déterminés.

Ces agents me semblent exister en ce qui concerne les sentiments sociaux. Quand on observe que tous les carnassiers vivent presque sans lien social, il faut bien se dire qu'il doit y avoir dans leur manière de se nourrir un élément qui est défavorable aux inclinations bienveillantes et à l'établissement d'une société. Et quand on observe que les animaux herbivores et frugivores offrent presque tous un rudiment de société, vivent du moins en troupeaux, il faut bien se dire aussi qu'il doit y avoir dans la nourriture végétale un élément qui est favorable à l'amour et à l'union. Peut-être cela vient-il tout simplement de ce que, pour attraper une proie vivante et pour l'approprier à son usage, il est nécessaire de supprimer les instincts plus doux et de déployer une férocité impitoyable, tandis que l'acquisition des plantes et des fruits n'exige en elle même aucune espèce de cruauté. Pour ma part, je considère comme très probable qu'en outre la viande contient, parmi tant de produits désassimilés et putrides, quelque poison qui agit de préférence sur les centres nerveux qui sont la condition physiologique des affections tendres.

Quoi qu'il en soit, le fait demeure certain : la créophagie développe chez l'homme les passions antisociales, violentes, féroces, en un mot, la malveillance. La colère, la fureur, la rage, l'envie, la haine, la rancune sont effectivement alimentées par la chair animale que nous mangeons.

Si l'on ajoute à cela que toutes les autres passions qui ont pour objet les plaisirs des sens, sont aussi plus intenses chez le créophage, on devra convenir que cet homme rencontre en lui des obstacles beaucoup plus grands à la moralité que le végétarien. Celui-ci, qui est tempérant et sobre, qui se contente de peu, qui se garde bien d'exciter ses nerfs par des toxiques et d'étouffer la compassion naturelle pour tous les êtres vivants, doit, me semble-t-il, éprouver plutôt des sentiments doux, désintéressés et généreux. Ayant réduit pour ainsi dire son égoïsme à un minimum, il offre le terrain le plus favorable à l'éclosion de l'amour d'autrui. Il aura le cœur ouvert à toutes les bonnes inclinations et il ne saura s'empêcher de suivre son imagination poussée par la sympathie dans l'ébauche d'un idéal de bienveillance et de paix universelles.

Ce résultat me semble d'autant plus inévitable ou du moins d'autant plus aisé que, par suite de son humeur généralement calme et du développement plus intense des mobiles altruistes, le végétarien aura le sentiment moral plus délicat et qu'il sera plus disposé à écouter la voix de la raison. Quand nous sommes sous le coup d'une émotion violente, la conscience, bien qu'elle parle en nous, parvient à peine à attirer notre attention, et quand nous avons un grand intérêt personnel à faire quoi que ce soit, la sympathie et avec elle le sens moral tendent à s'obscurcir et à s'affaiblir. Dans de telles circonstances, il faut un tort bien frappant pour que notre sensibilité s'en aperçoive.

La disposition à écouter la raison augmente et diminue avec les mêmes conditions. Car la résistance à la raison vient de la force de nos passions étroites et égoïstes, qui voudraient atteindre leur but par-dessus toutes les réflexions raisonnables. Or, je le répète, le végétarien a les passions ordinairement moins fortes que le créophage; il aura donc besoin d'une dépense moindre d'énergie pour en triompher, il accomplira le bien plus volontiers; et puisque la sympathie naturelle qui l'unit à tous les êtres, est rarement entravée par une inclination personnelle dominante, il y trouve un motif puissant qui conspire avec sa raison pour le porter aux actions vertueuses.

Cette sympathie libre, ouverte, et ces sentiments moraux plus vifs, plus délicats, outre qu'ils engagent directement à une conduite meilleure, agissent sur la pensée et l'entraînent vers la conception d'un idéal plus élevé. Et c'est là précisément l'effet merveilleux. Nos passions nous font chercher ordinairement des excuses à nos mauvais projets ou à nos entreprises suspectes, tandis que les affections dont je viens de parler, nous déterminent à comprendre le bien dans toute sa pureté, dans toute sa perfection et dans toute son universalité. Elles ne constituent pas des motifs d'excuse, mais plutôt des motifs de vérité et de moralité. L'idéal pratique de chacun est en raison de la vivacité et de l'étendue de ses sentiments de sympathie et de justice, et nous savons que le végétarisme, bien plus que le régime animal, développe, fortifie ces sentiments en nous et dégage ainsi des forces qui tendent au bien parfait. Je ne dis pas que *tous* les végétariens ni que les végétariens *seuls* atteignent ces sublimes hauteurs : mais je dis : les végétariens peuvent y arriver plus facilement ; toutes choses égales d'ailleurs, ils avanceront plus loin dans le bon chemin et le nombre relatif des échecs qu'ils subiront sera beaucoup moins grand que celui de leurs frères créophages. Et je suis certain d'une chose : Si l'image d'une société idéale, unie par les liens indissolubles de l'amour et de la fraternité, — laquelle a été proposée par tous les grands réformateurs, — doit se réaliser un jour, elle ne se réalisera que dans un milieu végétarien.

IV

En essayant de prouver que le végétarisme, tout en procurant à l'homme la santé et les plaisirs physiques, le porte au delà de ces biens, et qu'en affaiblissant les passions et spécialement les passions malveillantes, il le rend plus accessible aux émotions sociales et morales, nous avons trouvé qu'il y a en lui *une tendance idéale au bien*. Ceux qui se nourrissent des produits du règne végétal, ont en général les sentiments désintéressés plus intenses et plus nombreux que ceux qui, possédant d'ailleurs des dispositions semblables, font usage de la chair des animaux ; leur raison est moins viciée par l'influence d'une sensibilité surexcitée ; ils donnent de meilleures espérances d'un idéal élevé et ils éprouvent moins de résistance à le mettre en pratique.

Il est naturel de penser que des effets analogues se manifestent dans les autres domaines de l'esprit et que le calme relativement plus grand du végétarien, son humeur plus égale et sa raison plus droite lui imprimeront également dans ces domaines une tendance marquée vers l'idéal.

Jésus-Christ a dit : « Bienheureux sont ceux qui ont le cœur pur ; car ils verront Dieu. » On pourrait dire, et peut-être le Seigneur n'a-t-il voulu dire que cela : « Bienheureux sont ceux qui ont le cœur pur ; car ils verront la vérité », ou pour parler avec J.-J. Rousseau : « Un cœur droit est le premier organe de la vérité. » Donc s'il y a dans le végétarisme une tendance au bien, il y a aussi une tendance au vrai.

En tout cas, il y a des vérités qui ne se découvrent qu'aux cœurs droits et purs. Telles sont avant tout les vérités les plus hautes, les vérités idéales. Vous pourrez convaincre tout homme dont les sens sont dans leur état normal, de l'existence d'une chose palpable et tangible, bien que, même dans cette sphère, la passion puisse parfois nous faire glisser dans de singulières illusions. Vous pourrez démontrer à tout homme qui est assez intelligent, des propositions d'ordre physique et mathématique, et il sera forcé d'assentir à vos démonstrations. Mais essayez de démontrer à quelqu'un une vérité morale qui heurte ses inclinations ou ses habitudes dominantes : s'il vous écoute, il adhérera peut-être par la bouche à ce que vous exposez, mais, quelque concluants que soient vos raisonnements, au fond de son cœur il ne vous croira pas, surtout il ne vous croira pas s'il est sous l'influence actuelle de la passion.

Heureusement, les passions sont intermittentes et les maux qu'elles engendrent sont souvent tellement affreux qu'ils poussent l'individu à s'en dégager par lui-même. Sans cela, on devrait désespérer de l'humanité pécheresse, et c'est la raison pourquoi tous les défauts et toutes les imperfections qui ne présentent que de petits inconvénients, qui ne produisent que de légères souffrances, sont si difficiles à corriger. L'ivrogne s'amendera plus vraisemblablement que le buveur modéré ; si vous lui tracez le tableau des maux de l'alcoolisme, il vous croira ; le buveur modéré ne vous croira pas, mais il taxera votre entreprise d'utopie. Dans un domaine quelconque, les prosélytes se recrutent d'ordinaire parmi les innocents et les grands pécheurs.

On comprendra donc que le végétarien, au point de vue théorique non moins qu'au point de vue pratique, se trouve à l'égard des vérités morales, dans une situation privilégiée.

Son esprit leur est ouvert autant que son cœur. Mais ses avantages ne se bornent pas là. Car la connaissance de toute chose exige qu'on écarte les passions pour ne se rendre qu'à l'évidence soit certaine soit probable, et l'amour de la vérité n'est rien qu'une disposition constante à n'admettre pour vrai que ce qui paraît évident sans se laisser circonvenir par aucune considération extrinsèque. La plupart de nos erreurs et de nos préjugés sont des passions ou s'expliquent par la suggestion des passions. Ce sont celles-ci qui nous aveuglent et nous détournent du chemin qui conduit à des jugements sains et solides. Ce sont elles qui offusquent et abusent notre raison, de sorte que nous ne voyons plus ou que, voyant mal, nous prenons le faux pour le vrai. Ainsi l'amour de la vérité, la rectitude et la lucidité de l'esprit sont une conséquence inévitable d'un cœur droit et calme. De même que les sens, après une exaltation passagère, sont troublés par les excitants, de même le regard de l'intelligence est troublé et dévoyé de son objet propre par l'agitation intérieure. Et quand même aucune passion ne nous émeut et ne nous distrait, la commotion nerveuse produite par les substances toxiques suffit pour obscurcir notre vue. S'il y a un fait constaté par tous les penseurs, c'est que le travail intellectuel a besoin d'une grande tranquillité et d'un grand calme, d'autant plus grands qu'il est lui-même plus délicat et plus compliqué. Tout ébranlement du système rend l'attention flottante et l'entendement confus. Par ce côté encore, le régime végétal ne contribue pas seulement à la rectitude, mais encore à la lucidité de l'esprit (1).

Mais en général ce régime favorise l'activité intellectuelle. Car s'il accroît, comme je viens de le montrer, les qualités

(1) La chose a été souvent constatée par les nouveaux convertis. Ils disent qu'ils ont la tête plus libre et qu'ils se sentent mieux disposés au travail. A cette liberté de la tête correspond au moral la lucidité de l'esprit. Voici ce que rapporte à ce sujet M. le professeur Folet, après un essai de « végétarisme panaché », qui a duré trois mois. *La Réforme alimentaire*, IV, 1900, p. 63 : « L'on se trouve singulièrement alerte et dispos, la tête libre, tout prêt, même immédiatement après le repas, au travail intellectuel ou physique. C'est un charme... »

intellectuelles les plus essentielles, l'amour de la vérité, la rectitude et la lucidité de l'esprit, on ne concevrait pas qu'il pût affaiblir, à un degré quelconque, le besoin de connaître.

Il y a eu cependant dans l'histoire des végétariens chez lesquels ce besoin semble avoir peu existé. Mais c'est que, s'imaginant avoir trouvé la vérité complète, absolue, ils se sont contentés de la pure contemplation En même temps, ils ont dérogé aux véritables principes du végétarisme par des exercices absorbants de dévotion, par des austérités et des macérations débilitantes. De semblables pratiques diminuent les forces mentales et tendent même, autant que les excès de bonne chère, à déchaîner toute espèce de licences. J.-J. Rousseau a vu juste, lorsqu'il écrit quelque part : « L'intempérance excite les passions ; elle exténue aussi le corps à la longue ; les macérations, les jeunes produisent souvent le même effet par une cause opposée ».

Ainsi l'ascétisme énervant de certains végétariens joint à leur idée de la science, peut rendre compte de la faiblesse de leurs tendances intellectuelles. Mais il en est tout autrement chez le végétarien au sens parfait du terme, chez celui dont la nourriture donne la santé et la vigueur. A moins que, par des circonstances spéciales, il ne soit obligé à consacrer tout son temps à des travaux manuels, il s'efforcera de satisfaire son besoin de connaître, et ce besoin lui-même, il l'éprouvera avec plus de vivacité que s'il suivait la diète carnée. Son régime, en effet, qui est un régime fortifiant, met à sa disposition un surplus d'énergie, qui, ne pouvant ni se dépenser aux fonctions animales et aux moyens de les entretenir, ni se consumer dans des passions dévorantes, poussera l'âme à des fins plus élevées de l'activité humaine et lui fera goûter la joie désintéressée et partout présente de la connaissance. C'est là, me semble-t-il, une nécessité impérieuse.

Pour expliquer les exceptions apparentes, l'on doit se rappeler que le végétarisme, pas plus qu'aucun autre régime alimentaire, ne saurait faire disparaître la différence native des talents et des inclinations. Tel paraîtra s'intéresser moins aux choses de l'intelligence pure, mais, soyez certains, si vous apprenez à le connaître de plus près, vous lui trouverez soit un intérêt moral d'autant plus grand, soit un goût d'autant plus prononcé du beau, et c'est sous cette forme appliquée et concrète qu'il montrera ses qualités intellectuelles et qu'il manifestera son respect des vérités supérieures.

V

Je ne pense pas que les personnes compétentes et réfléchies soient étonnées d'apprendre que l'aperception et le sentiment du beau exigent certaines qualités intellectuelles et un certain amour des vérités idéales, mais j'étonnerai probablement plus d'un en exprimant l'avis qu'en général la rectitude de l'esprit, la curiosité et les connaissances étendues sont des conditions nécessaires d'un art développé. Et cependant, en scrutant la vie des poètes, des peintres et des compositeurs de tous les temps, on s'assurera aisément, pourvu qu'on se garde de leur appliquer une mesure étroite et mesquine, que leur génie et leurs œuvres ont toujours monté et baissé avec ces conditions. Dans tout grand artiste il y a un moraliste ou un philosophe qui se cache sous une enveloppe sensible, et quelques-uns ont fini par rendre le voile un peu trop transparent ou même par le jeter.

Or, si le végétarisme favorise, ainsi que je l'ai montré, le développement de l'intelligence et de la moralité, il favorise aussi le développement des sentiments esthétiques et de l'art, en tant que celui-ci dépend du premier. Mais, de plus, il agit d'une façon plus directe et plus immédiate, en créant l'énergie esthétique. Je ne pourrai qu'indiquer sommairement les points principaux sous ces deux rapports.

Tout d'abord, l'art doit en majeure partie son origine au végétarisme.

La conservation de la vie physique est impossible sans un exercice plus ou moins rudimentaire des facultés intellectuelles et morales, tandis que le beau et l'art, à ce point de vue, sont parfaitement superflus. Au point de vue des nécessités vitales, il est impossible de les expliquer. Aussi y a-t-il une théorie qui fait dériver l'art « du luxe des forces », du surplus d'énergie qui n'est pas employé dans la lutte pour l'existence, de l'activité de jeu. Cette théorie, proposée d'abord par le poète allemand Schiller, a été développée dans ses détails par le philosophe anglais Herbert Spencer, et elle est assez généralement reçue aujourd'hui. Elle confirme ce que je soutiens. Car, s'il en est ainsi, il est évident que l'origine de l'art doit se trouver chez les peuples agricoles, c'est-à-dire chez ces peuples qui ont préféré plus ou moins exclusivement, mais toujours d'une façon marquée, la nourriture végétale. Ces peuples seuls ont pu acquérir, par leur mode d'alimentation et leur organisation sociale, assez de loisir pour s'occuper, dans une mesure notable, des créations du goût. Chez tous les autres, chez les peuples nomades et chasseurs, l'art n'a pu dépasser l'état de rudiment.

Mais, pour que l'art puisse naître et s'épanouir, il ne suffit pas que l'individu dispose de forces qui ne sont pas usées par la conservation et le développement de son corps, il faut encore que ces forces se changent en sentiments et en idées esthétiques. C'est cette transformation que le régime végétal facilite et active. On le sent immédiatement; car dans l'humeur douce et paisible qu'il amène, on est beaucoup plus capable de goûter toute espèce de beauté.

Il est vrai, la tradition veut que les poètes soient transportés d'enthousiasme, et beaucoup de gens se figurent que les excitants sont un excellent moyen d'inspiration. Je crois au contraire qu'ils ont à peine jamais inspiré un élan heureux, et certainement ils ont dégradé et ruiné plus de talents qu'ils n'en ont nourri et élevé. Quand même il y aurait, comme on le soutient pour les fonctions digestives, une dose physiologique qui stimulerait l'activité et ferait éclore les belles conceptions, cette dose est tellement petite qu'elle est ordinairement dépassée par les plus modérés, et ainsi l'effet réel est le contraire de celui qu'on désirait obtenir.

Quant à l'enthousiasme, il est en effet excité dans l'âme de l'artiste. Sans l'enthousiasme, sans la chaleur du sentiment, sans une certaine exaltation de toutes les facultés, celui-ci ne pourrait rien produire, il ne saurait ni éclairer et embellir une idée, ni la mettre en œuvre. Mais serait-on sérieusement d'avis que ce sont les toxiques qui lui procurent la verve féconde?

D'un côté, il est clair que le travail de l'exécution, qui est souvent long et pénible, demande l'absence la plus complète d'agitation et de trouble organiques, et l'on peut affirmer, sans crainte d'être démenti, que même les vers et les tableaux qui célèbrent la bonne chère et l'ivresse, ont été élaborés à l'état de sobriété. De l'autre côté, le travail intérieur de l'imagination, quand il poursuit un but déterminé, comme dans les productions de l'art, a besoin pour avancer de tant de recueillement et de persévérance qu'il ne semble pas se concilier avec l'incohérence et la distraction qui sont l'effet des boissons alcooliques. Aussi voit-on plus souvent les artistes chercher par leur usage à se distraire après de grands efforts qu'à s'animer pour de nouvelles créations. Enfin, — et ceci montre particulièrement l'avantage qu'il y a à s'abstenir de la chair animale, — toute stimulation artificielle nuit à la finesse du sentiment et de l'esprit. Partout où l'activité psychique est une condition préalable soit d'une émotion, soit d'une idée, l'on risque fort de défleurir celles-ci ou même d'empêcher leur éclosion, en se servant d'aliments empoisonnés. Le véritable enthousiasme procède toujours de la contemplation de l'objet ; tout ce qui tend à rendre cette contemplation de l'objet plus confuse et plus obscure, met un obstacle à sa délicatesse, à sa force et à sa durée. Il ne faut pas se laisser induire en erreur par certaines apparences contraires. Il y a en effet un enthousiasme bruyant qui pourrait faire croire que les toxiques sont le meilleur moyen de l'engendrer et de le soutenir. Malheureusement, dès qu'on regarde de près, l'on voit bien vite qu'il y a plus de bruit que d'enthousiasme et que celui-ci, là où il existe, est plutôt grossier, fugitif, stérile. Il ne produit rien. Pour être réellement vif, fin, durable, productif, il faut qu'il s'alimente de toutes les énergies naturelles de l'âme et du corps, sans qu'aucune fonction soit irritée par des agents perturbateurs. C'est là justement la grande différence : l'enthousiasme et le sentiment nés d'une manière normale dans l'âme, se propagent dans le corps et se créent ainsi des résonnances qui les renforcent en s'harmonisant avec eux ; l'agitation artificielle produite par les stimulants toxiques, affaiblit la vue de l'intelligence et crée, au contraire, des disharmonies corporelles dont la manifestation visible pourra donner à un observateur superficiel l'idée d'une grande sensibilité, mais qui sont plutôt le signe d'émotions vagues, sans profondeur et sans consistance.

En général, l'agitation physique n'est guère favorable à l'épanouissement des sentiments supérieurs. Ceux-ci sont fréquemment si fins et si délicats que le moindre mouvement, le moindre flot tend à les effacer ou à les emporter. C'est ce qui explique en partie pourquoi les accès de passion les menacent constamment dans leur existence. Celui qui est en proie à la peur ou à la colère, n'est certes pas en situation pour admirer un joli site ou une belle statue, aussi peu que celui qui est pris de boisson ou qui sort d'un dîner où il a mangé gras. Les banquets ont toujours lieu après l'inauguration des monuments et à la fin d'une excursion.

Tant au point de vue physique qu'au point de vue moral, le calme du cœur est une condition indispensable des sentiments esthétiques, mais particulièrement c'est l'absence des passions intéressées que ceux-ci réclament. Le beau ne saurait s'allier avec l'égoïsme. En effet, pour que la beauté parvienne à la conscience et touche l'âme, il faut la sympathie qui nous absorbe dans l'objet jusqu'à nous identifier avec lui, et toute passion intéressée est ennemie de la sympathie. L'homme qui ne peut s'oublier lui-même pour entrer dans les peines et les plaisirs d'autrui, pour se mettre à l'unisson d'un chef-d'œuvre, est incapable des jouissances esthétiques les plus élevées. Et, sans doute, si Kant a raison de dire que le beau nous prépare à aimer quelque chose, même sans intérêt, il est aussi vrai de dire que l'absence d'intérêt nous prépare à aimer le beau. Donc, en développant les inclinations sociales, le végétarisme contribue en même temps à développer le sentiment de la beauté et le goût de l'art.

D'ailleurs, il y a quelques raisons spéciales qui montrent que ce régime doit faire goûter mieux certaines espèces de beauté. Puisque, le végétarien possédera d'ordinaire une bienveillance et une moralité plus pures et plus étendues que le créophage, il sera par ce fait d'abord plus sensible à la beauté morale. Je considère comme un axiome, au moins dans le domaine moral, que la faculté esthétique augmente avec le développement dans l'individu des qualités qui sont propres à l'exercer. Pour s'en convaincre, on n'a besoin que de constater la façon différente dont se comportent le malfaiteur et l'homme de bien en présence d'une grande action. Si l'un est ravi d'enthousiasme, l'autre sait à peine l'apprécier et reste pour ainsi dire rebelle au charme poétique qui s'en dégage.

Ensuite, le régime végétal tend à affermir et à accroître *le sentiment de la nature.* Je ne parlerai pas de la chasse que l'adepte du nécrophagisme fait aux animaux même inoffensifs, aux oiseaux chanteurs, ni de tous les procédés dégoûtants et hideux que la préparation de la chair exige pour son plus grand bonheur. Il est certain que la conscience de sacrifier des êtres vivants au seul chatouillement de son palais doit étouffer en lui le sentiment de la solidarité qui l'unit au monde animé, et le déposséder des plaisirs désintéressés qu'on éprouve à contempler un animal innocent et bien fait. Il est certain aussi que si chacun devait abattre lui-même les bêtes dont il désire manger la viande, et apprêter lui-même cette nourriture sanglante, le nombre des créophages serait diminué aussitôt dans des proportions énormes : tellement les instincts moraux et esthétiques se révolteraient contre les pratiques nauséabondes des abattoirs, des boucheries et des cuisines ordinaires (1) Je ne parlerai pas de ce côté de la question, où l'on n'a qu'à appliquer les principes déjà posés. Il y a dans le végétarisme encore un autre élément : le seul nom indique comme un retour vers la nature, comme un rapprochement de la nature et de l'être raisonnable. Un esprit cultivé m'a dit un jour qu'il s'ennuyait à se promener à travers les champs et les bois. A mon avis, il est impossible qu'une pareille parole sorte jamais de la bouche d'un véritable végérarien. Celui-ci pèchera plutôt par un culte exagéré de la nature. On a vu des adhérents de la vie frugivore se retirer à la campagne et même émigrer dans des régions plus jolies que celles où ils avaient habité jusque-là ; mais je n'en connais pas qui soient venus volontairement et spontanément

(1) Voir aussi sur ce point la *Réforme alimentaire*, IV, 3, 1900, Maurice Largeris, *Éthique et Esthétique végétariennes*, p. 41.

s'établir dans les villes, et partout ils se distinguent par leur goût des voyages et des excursions. Ce n'est pas uniquement pour des raisons hygiéniques qu'ils agissent ainsi ; les raisons esthétiques ont souvent autant et plus de poids dans leurs déterminations. En effet, leur régime, qui est à leurs yeux le régime conforme à la nature humaine, les ramène nécessairement aussi vers la nature extérieure comme vers leur séjour natal, et puisque, par suite de leur vie simple, ils ont moins de besoins que la moyenne des hommes, qu'ils ont l'esprit plus libre et plus dégagé de toute préoccupation d'utilité, ils s'ouvrent plus facilement aux multiples charmes des montagnes et des vallées, des campagnes et des forêts, des lacs et des mers. Malgré certains progrès qu'on peut constater dans les temps modernes, le véritable sens de la nature est encore relativement rare. Ce qu'on prend pour tel, n'est souvent que le souci de la santé, l'ambition sociale ou sportive, la vanité, le désir de se distraire et de se divertir. Au fond, la plupart des gens restent étrangers à la nature, parce que, menant une vie factice, ils ne voient pas les liens qui les y attachent, et parce que leurs tendances matérielles les empêchent de venir à elle et de s'y abandonner sans crainte ni réserve. J'ose donc soutenir que l'extension du végétarisme contribuerait beaucoup à développer ce sens et à créer les conditions des jouissances les plus idéales qui soient données à l'humanité.

Enfin, le végétarisme ne rend pas seulement ses adhérents plus sensibles à la beauté morale et physique, il tend aussi à produire cette beauté elle-même chez eux, et ce fait constitue comme une confirmation palpable de ses tendances esthétiques. Après tout ce qui a été dit, il est inutile de revenir sur la beauté morale, mais il convient d'ajouter un mot sur la beauté du corps humain. Rien ne défigure et n'enlaidit tant les traits et la taille que l'intempérance. Les visages des gourmands et des gloutons, malgré la finesse du dessin primitif, acquièrent bientôt quelque chose de repoussant. Sous ce rapport, on remarque aisément la différence qu'il y a entre l'homme sobre et l'homme qui ne sait se modérer. Mais, de plus, quand on considère les peuples, on s'aperçoit que les plus beaux types sont fournis partout par ceux qui se nourrissent de préférence d'aliments végétaux sainement combinés. Les peuples chasseurs, vivant presque exclusivement de viande, offrent les types les plus laids. Comparez les Botocoudis et les Esquimaux aux Cafres et aux Circassiens. Il existe sans doute une dissemblance, une inégalité originale entre les races, mais dans chaque race la beauté est proportionnée au genre de nourriture, et c'est la nourriture végétale qui lui est le plus favorable. Si l'aspect des végétariens d'aujourd'hui ne confirme pas toujours cette loi, c'est que la plupart ne se sont convertis à ce régime qu'assez tard et après que le régime carné eut déjà fait ses ravages sur leur figure. Il faut avoir vu leurs enfants et des personnes qui ont été végétariens depuis leur naissance, pour sentir toute la vérité de ce que je dis. Voilà donc un moyen bien simple de nous donner la santé, la force et avec elles la beauté ou du moins la grâce. On crie actuellement sur le marché tant de préparations hygiéniques, tant de réconfortants, sans penser que la santé et la force résident dans les aliments naturels. On étale et on vante aussi un grand nombre de cosmétiques, sans penser que les meilleurs cosmétiques, ce sont encore les aliments naturels, c'est le végétarisme.

VI

Quelque domaine donc qu'on considère, que ce soit celui du beau, du vrai ou du bien, on constate partout que le végétarisme a des tendances idéales. Il élabore en nous une énergie qui nous porte nécessairement à une activité supérieure, et il nous en inspire le besoin instinctif; il nous rend plus sensibles à tout ce qui est juste et généreux, évident et certain, grand et sublime; il étend, il avive, il épure l'esprit et le cœur; il leur donne l'élévation, le calme et la sérénité, dans lesquels notre vraie nature peut apparaître, et en élevant ainsi et en éclairant le regard, il nous fait découvrir et concevoir un idéal qui dépasse de beaucoup la réalité. Le régime mixte, pourvu qu'il se tienne dans les limites de la modération, produit des effets semblables, mais, toute proportion gardée, ces effets sont plus généraux, plus aisés ou plus intenses dans le régime végétal, de sorte qu'on peut réellement attribuer à celui-ci la supériorité sur l'autre. Voilà pourquoi il est juste de dire qu'il possède éminemment des tendances idéales.

Aussi n'ai-je pas peur de me tromper en supposant que tous ceux qui ont passé de la vie habituelle à la vie simple et frugale, doivent avoir senti leurs aspirations nobles se manifester plus clairement et se consolider dans leur âme. Dès qu'on s'est définitivement dégagé des habitudes créophagiques, on éprouve quelque chose comme une *consécration*. Alors on est convaincu d'emblée qu'on est destiné à vivre de la vie de l'idéal, qu'on n'est soi-même autre chose qu'une tendance à l'idéal, qu'un amour de l'idéal. Et cette conviction ne peut plus se perdre. Car en même temps on acquiert la conscience de la force qui nous porte vers le but désiré, et cette douce conscience donne à son tour la foi ferme dans la possibilité de l'atteindre. Le créophage, même bien portant, mais surtout celui qui doit un malaise continuel à son régime sans en apercevoir la cause, pourra en venir à douter de l'idéal et à perdre la foi; le végétarien, au contraire, me semble être au-dessus de ce danger, parce que, quand même la situation serait désespérée, il trouve en lui un tel fonds d'énergie et d'ordinaire une si longue suite de succès partiels, intérieurs et extérieurs, que sa confiance restera inébranlable. Les ressorts de son esprit ne se dérangent pas si facilement et paraissent garder leur élasticité dans toutes les épreuves. Et c'est là, me semble-t-il, un résultat qui corrobore singulièrement les arguments que j'ai apportés en faveur des tendances idéales de cette diète. Si la réduction des besoins matériels n'inspire pas seulement des desseins supérieurs, mais engendre encore la croyance dans leur accomplissement, quelle preuve plus frappante peut-on exiger de l'influence heureuse que cette réduction exerce sur l'homme!

Mais cette influence et particulièrement la foi dans l'idéal se fortifient par une dernière considération que le végétarien persuadé et instruit ne manquera certainement pas de faire.

Ccomme j'ai déjà dit, le végétarisme est le retour à la nature, la vie conforme à la nature. N'est-il pas alors logique de conclure que si les tendances idéales sont accentuées, encouragées, assurées en nous par une vie conforme à la nature, c'est que, par essence, notre nature d'abord, et puis la nature universelle, dont la nôtre n'est qu'un rejeton et dont elle ne se distingue pas absolument, tendent invariablement vers l'idéal? Dans cette tendance à l'idéal nous avons le mouvement et l'être, et dans cette tendance à l'idéal consiste la vie et l'être de l'univers. Telle est la proposition fondamentale de l'idéalisme. Cette proposition reçoit ainsi une confirmation inattendue de la part d'une simple doctrine hygiénique. Le végétarisme, je crois l'avoir prouvé, donne réellement à l'homme une conception plus idéale de l'univers.

. . . .

TABLE DES MATIÈRES

PAGES.

I. Introduction 3

II. Le Végétarisme et le bien-être matériel 4

III. Le Végétarisme et l'idéal du bien 9

IV. Le Végétarisme et l'idéal du vrai 17

V. Le Végétarisme et l'idéal du beau 21

VI. Conclusion 27

SOCIÉTÉ VÉGÉTARIENNE DE FRANCE

Président : M. le Dr J. Grand, 8, rue Saint-Pétersbourg, Paris.

Secrétaire-Trésorier ; M. Morand, 13, rue Froissart, Paris.

(*) Cotisation annuelle : **5** francs, comprenant le service de la *Réforme alimentaire.*

SOCIÉTÉ VEGÉTARIENNE DE BELGIQUE

Secrétaire général : M. Émile Bru, 11, rue Gérard, Bruxelles.

(*) Cotisation annuelle : **3** francs.

(*) « Les membres *actifs* excluent de leur alimentation toute espèce de chair animale.
Les membres *associés* s'intéressent au végétarisme sans le pratiquer.
Le don unique de 5[illegible] francs donne droit au titre de membre *perpétuel.* »

LA RÉFORME ALIMENTAIRE

Organe mensuel des Sociétés Végétariennes de France et de Belgique

Servi sans frais aux membres de la S. V. de F.

Abonnement d'un an : fr. **3-50.**

Directeur : le Dr Ern. Nyssens, 126, rue de la Loi, Bruxelles.

PUBLICATIONS VÉGÉTARIENNES

(Expédiées franco sur demande).

		(*)
Le Végétarisme et le Régime végétarien rationnel, par le Dr Bonnejoy . . . . fr.	4 10	3 50
La Cuisine végétarienne, par le Dr Bonnejoy . . .	4 10	3 50
L'Hygiène alimentaire, par M. Favrichon (1892) . .	4 10	3 50
Dysémie, par le Dr Lahmann	3 10	2 50
La Table du Végétarien. Choix, préparation et usage rationnel des aliments, 700 recettes, par Carl Schulz.	3 15	2 50
La Cuisine rationnelle. Précis d'hygiène alimentaire, par le Dr Ern. Nyssens	1 00	0 80

Publications de la Société Végétarienne de France.

ANNÉE 1900

La Réforme de l'alimentation, Exposé sommaire du Végétarisme. I. Ses bases scientifiques, par le Dr V. de la S. V. de F.	0 50	0 40
Le Régime végétarien considéré comme source d'energie, par le Dr Pascault. — **Le Végétarisme et le Travail,** par M. Phillips (Résumé)	0 40	0 30
L'Alimentation des Touristes, par le Dr E. Nyssens.	0 25	0 20
Discours et Toasts. Congrès international végétarien. Paris 1900. — **Pourquoi tuer?** Poesie de M. Maurice Largeris	0 40	0 30
Du traitement alimentaire du diabète par le régime végétarien, par le Dr Ern. Nyssens	0 40	0 30
Les Tendances idéales du Végétarisme, par M. le prof. Hoffmann	0 50	0 40
Liste des Sociétés végétariennes, des Etablissements hygiéniques et Restaurants végétariens, des Fournisseurs ayant consenti un avantage spécial aux membres de la S. V. de France	0 40	0 30
Liste des Membres de la S. V. de France . . .	0 40	0 30

Paraîtront prochainement :

Philosophie du Végétarisme. Exposé de faits d'expérience. Preuves d'ordre anatomique, chimique, médical et moral, par le Dr Jules Grand, président de la S. V. de F.

Contributions à l'étude des plantes alimentaires, par M. M. Largeris.

Les Moralistes et le Régime végétarien, par Mme H. de Pape.

Les publications végétariennes sont expédiées franco sur demande, accompagnée d'un mandat poste de leur valeur, adressée au **Secrétaire de la S. V. de F., M. Morand, 13, rue Froissart, Paris,** ou *au directeur de la « Réforme Alimentaire », 126, rue de la Loi, Bruxelles.*

Les mandats provenant de l'étranger doivent être majorés de fr. 0-10 somme réclamée en France par l'administration postale.

(*) Prix spéciaux pour les membres des sociétés végétariennes.

Bruxelles. — Imp. Ve Monnom, rue de l'Industrie, 32.

157

www.ingramcontent.com/pod-product-compliance
Ingram Content Group UK Ltd.
Pitfield, Milton Keynes, MK11 3LW, UK
UKHW022141260726
13993UKWH00005B/2081